シニアの漢字トレーニング③
コピーして使えるシニアの漢字楽楽トレーニング

脳トレーニング研究会編

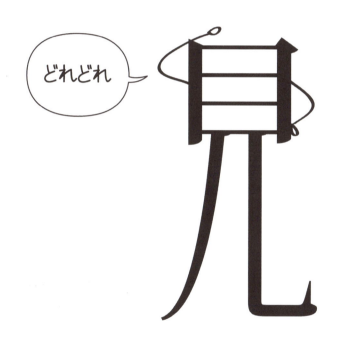

黎明書房

はじめに

　漢字はいつも見たり，読んだり，書いたりしていないと，あれどう書くんだったっけ，右左どっちだったっけということになります。

　たとえば，ツルという漢字です。
　ツルは鳥だから鳥偏だ。だから，だ。
　いやなんだかおかしいな。左右あべこべにしてみよう。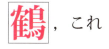，これに違いない。
　いややっぱり鶵だ，ときりがありません。

　そんな漢字にまつわる楽しいこと，おかしなことを1冊の本にしました。漢字のクイズや，漢字のパズル，漢字の遊びが盛りだくさんです。
　読者のみなさんを決してあきさせません。

　問題でちょっと無理をしているところもあるかもしれませんが，あくまでお楽しみですので，ご寛恕(かんじょ)のほどを。

　なお，小学校で習う漢字は，2020年4月1日から施行されます新しい小学校学習指導要領の「学年別漢字配当表」によりました。

　この本を施設などで使われるときは，適宜コピーしてください。
　できても，できなくても楽しく笑ってください。
　では，漢字トレーニングをお楽しみください。

　　2019年3月

　　　　　　　　　　　　　　　　　　　　　　　脳トレーニング研究会

もくじ

はじめに　1

1　漫画漢字クイズ　5

2　望遠鏡で覗(のぞ)いたら？　7

3　正しいのはどっち？　動物編　8

4　正しいのはどっち？　植物編　10

5　仲間でない漢字は？　12

6　三字熟語パズル　小学校1・2・3年生編　13

7　誤字訂正大作戦　14

8　大人気！　漢字判(はん)じ(え)絵①　15

9　面白漢字クイズ　漢字多すぎ!?　17

10　どこの県でしょう？　19

11　"ア"の常用漢字を完全制覇(せいは)　20

12　漢字クロスワードパズル①　23

13　この熟語もともとどういう意味？　24

もくじ

14　今日の新聞からクイズ，パズル　26

15　街で見かけた求人広告　28

16　大人気！　漢字判じ絵②　29

17　どちらが長い？　どちらが重い？　31

18　もう漢字だったことを忘れてしまった言葉たち　32

19　"ウ"の常用漢字を完全制覇　33

20　一挙両得パズル　36

21　漢字で記憶力アップ！①　37

22　あなどれません！　小学校１・２年生で習う漢字　39

23　常用漢字，どっちがどっち？　40

24　大人気！　漢字判じ絵③　41

25　漢字クロスワードパズル②　43

26　どこのお寺でしょう？　44

27　山，河，海，水の付く言葉　45

28	"ネ"の常用漢字を完全制覇(せいは)	46
29	文字や電車はどう数えるの？	48
30	重箱(じゅうばこ)読み，湯桶(ゆとう)読みを楽しむ	49
31	大人気！　漢字判(はん)じ絵(え)④	50
32	隠れている言葉を見つけよう	52
33	漢字で記憶力アップ！②	53
34	定番二字熟語漢字パズル　小学校で習う漢字編	55
35	振り仮名を漢字にしよう	56
36	漢字言葉をカタカナ言葉に変換しよう	57
37	カタカナ言葉を漢字言葉に変換しよう	58

解答　59

＊イラスト・さややん。

1 漫画漢字クイズ

次の漫画漢字は，本当はどんな漢字でしょうか。答えてください。漢字はすべて常用漢字です。

①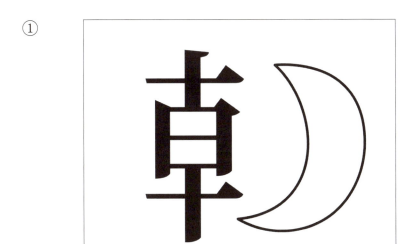

②

③
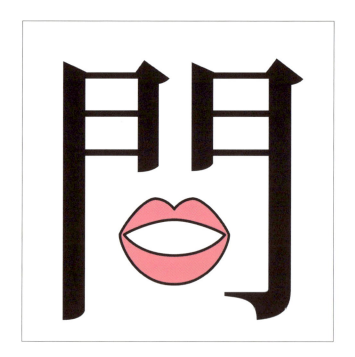

④
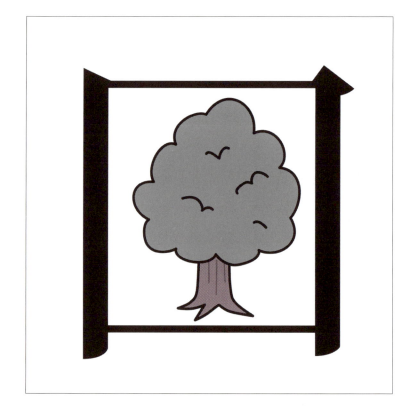

2　望遠鏡で覗(のぞ)いたら？

　望遠鏡で町の看板を見ました。大きく見え過ぎたようです。どんな漢字でしょう。全部小学校4・5・6年生で習う漢字です。

① 鹿

② 危

③ 卯

④ 祝

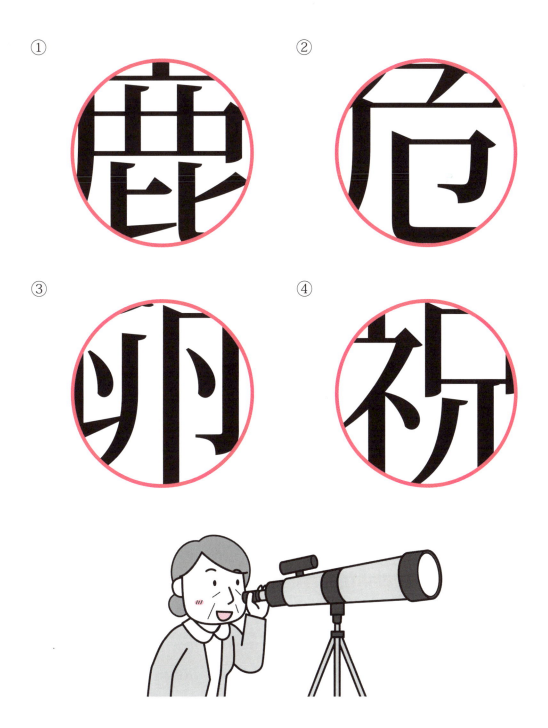

3 正しいのはどっち？ 動物編

ア，イのどちらかが，にせの字です。

① ツルはどっち？

ア 雛   イ 鶴

② ゾウはどっち？

ア 象   イ （にせの字）

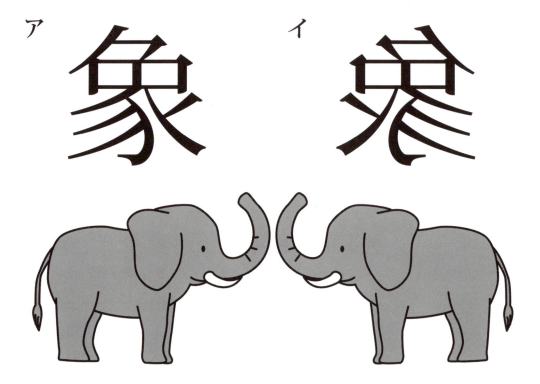

③ サルはどっち？

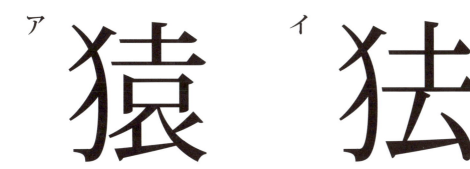
ア 猿　　イ 猛

④ ハマグリなどのカイはどっち？

ア 冝　　イ 貝

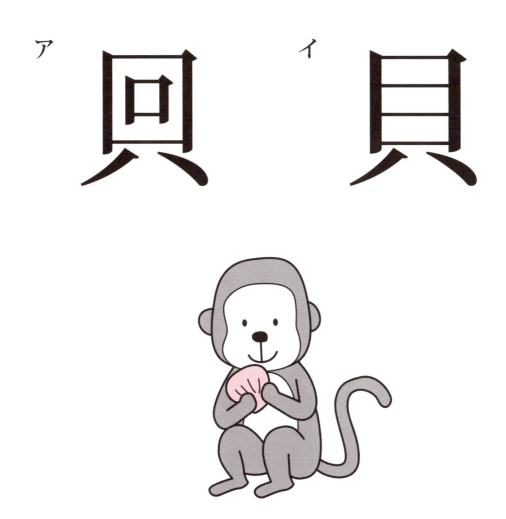

4 正しいのはどっち？ 植物編

ア, イのどちらかが, にせの字です。植物でできているものも含みます。

① マツはどっち？

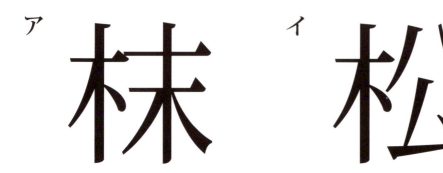

② クシカツのクシはどっち？

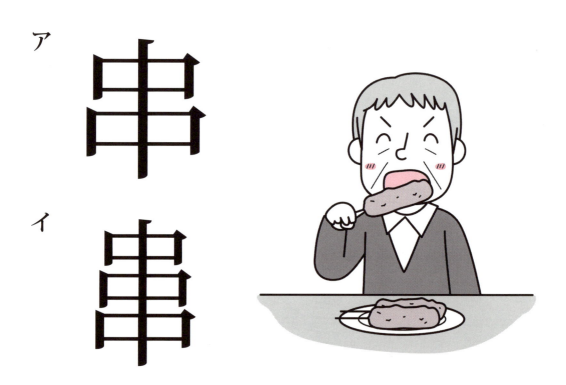

③　髪を梳(す)くクシはどっち？

ア　柵　　イ　櫛

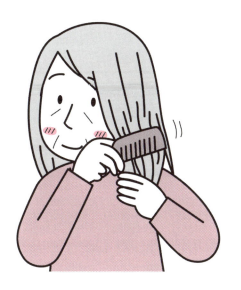

④　キリの木のキリはどっち？

ア　桐　　イ　欟

5 仲間でない漢字は？

4つの漢字の内，1つだけ仲間でない漢字がまじっています。
それはどの漢字でしょう。

例　| 古　兄　足　聞 |

答え　聞（聞だけ，口がない。）

① | 映　曜　期　時 |

② | 回　田　口　丸 |

③ | 験　梅　鮮　鶏 |

＊ヒント：動物に関係があります。

④ | 一　二　三　四 |

6 三字熟語パズル　小学校1・2・3年生編

　□に漢字を1字入れて，三字熟語を作ってください。このパズルは，小学校1・2・3年生で習う漢字でできています。

例　中[学]校

①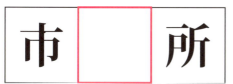

②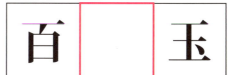

③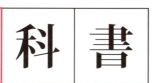

④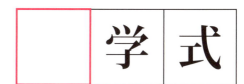

⑤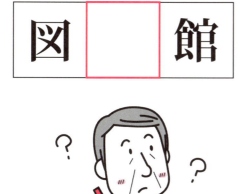

⑥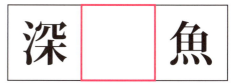

7 誤字訂正大作戦

下の文章には間違った漢字を使っている所がそれぞれ1つあります。直して，正しい文章にしてください。

① 元日の朝，家族で近くのお官にお参りに行きました。今年も良い年でありますように。

② 毎日，学校へ通うのに，急な板を登らねばなりません。でも帰りは，楽ちんです。

③ 人類は，富を貪(むさぼ)りすぎる。もっと，欲を拾てなければならない。

④ 今日，私は，絵の先生に入選のお札にうかがいました。やっと一人前です。

⑤ 良いご緑があり，娘は本日嫁(とつ)ぎました。とても嬉しいです。

⑥ ハイキングの途中，森の中で大きな態に出会いました。恐ろしかったです。

8 大人気！漢字判じ絵①

果物編です。なんと読むでしょう。

①

林
林 林 林
　　林

②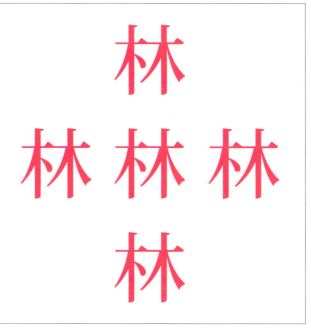

③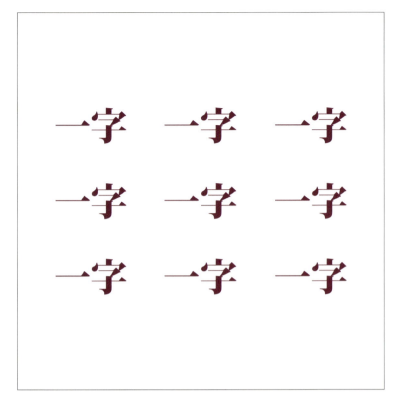

④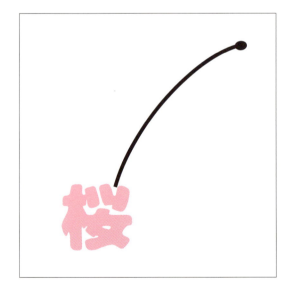

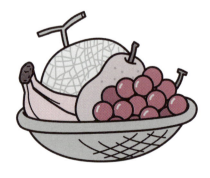

9 面白漢字クイズ　漢字多すぎ!?

たくさんの漢字が並んでいます。それぞれがある言葉を表しています。どんな言葉でしょうか。

①

寒寒寒温温温温

②

十客十客十客十客十客十客十客十客十客
十客十客十客十客十客十客十客十客十客
十客十客十客十客十客十客十客十客十客
十客十客十客十客十客十客十客十客十客
十客十客十客十客十客十客十客十客十客
十客十客十客十客十客十客十客十客十客
十客十客十客十客十客十客十客十客十客
十客十客十客十客十客十客十客十客十客
十客十客十客十客十客十客十客十客十客
十客十客十客十客十客十客十客十客十客
百来百来百来百来百来百来百来百来百来
百来百来百来百来百来百来百来百来百来
百来百来百来百来百来百来百来百来百来
百来百来百来百来百来百来百来百来百来
百来百来百来百来百来百来百来百来百来
百来百来百来百来百来百来百来百来百来
百来百来百来百来百来百来百来百来百来
百来百来百来百来百来百来百来百来百来
百来百来百来百来百来百来百来百来百来
百来百来百来百来百来百来百来百来百来

③

歩歩歩歩歩歩歩歩歩歩
歩歩歩歩歩歩歩歩歩歩
歩歩歩歩歩歩歩歩歩歩 ＝
歩歩歩歩歩歩歩歩歩歩
歩歩歩歩歩歩歩歩歩歩

歩歩歩歩歩歩歩歩歩歩
歩歩歩歩歩歩歩歩歩歩
歩歩歩歩歩歩歩歩歩歩
歩歩歩歩歩歩歩歩歩歩
歩歩歩歩歩歩歩歩歩歩
歩歩歩歩歩歩歩歩歩歩
歩歩歩歩歩歩歩歩歩歩
歩歩歩歩歩歩歩歩歩歩
歩歩歩歩歩歩歩歩歩歩
歩歩歩歩歩歩歩歩歩歩

④ 見　えへん！

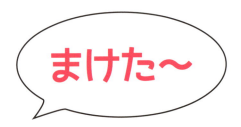

まけた〜

10 どこの県でしょう？

日本には，県が43あります。では，例にならって，□を埋めてください。県名が出てきます。

例：静岡県／静観

① □知県／□級
＊ヒント：愛知県ではない。

② 神□／□崎県
＊ヒント：長崎県ではない。

③ 福□県／□戸
＊ヒント：福島県，福岡県ではない。

④ □野県／□話
＊ヒント：

⑤ 山□県／□車
＊ヒント：山形県，山梨県ではない。

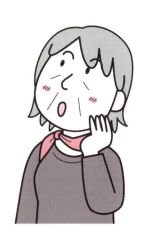

11 "ア"の常用漢字を完全制覇(せいは)

　常用漢字は全部で **2136** 字です。その内,"ア"の漢字は全部で 14 字です。では,14 の漢字の問題に挑戦してください。カタカナの振り仮名は音読み,ひらがなの振り仮名は訓読みです。

① 亜(ア)
「亜細亜」の読み方,正しいのはどちらでしょう。
　　ア　アラビア
　　イ　アジア

② 哀(アイ)
訓読みではどのように読むでしょう。
　　ア　あわ(れ)
　　イ　くる(しい)

③ 挨(アイ)
「挨拶(あいさつ)」の挨はもともとどんな意味でしょう。
　　ア　ものすごくそばに寄ること。
　　イ　ものすごく頭を下げること。

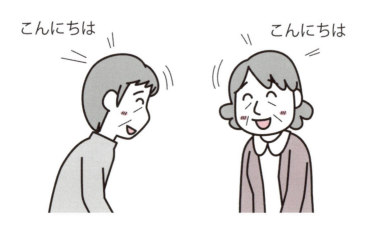

④ ?

　真ん中の □ に，あてはまる"ア"の漢字を入れてください。

　矢印の方向に読みます。

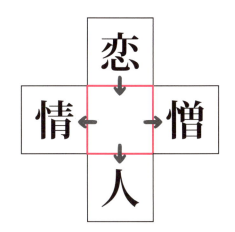

⑤ 曖(アイ)

「曖まい」，正しいのはどちらでしょう。

　ア　曖舞
　イ　曖味

⑥ ?

　真ん中の □ に，あてはまる"ア"の漢字を入れてください。

　矢印の方向に読みます。

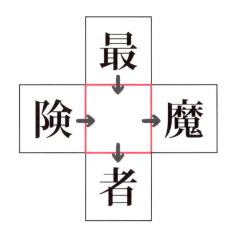

⑦ 握(アク)

「御握り」の読み方，正しいのはどちらでしょう。

　ア　おあくり
　イ　おにぎり

⑧ 圧(アツ)

「圧巻(あっかん)」という言葉があります。どんな意味でしょう。

　ア　あるものの中でとび抜けて優れていること。
　イ　むしろに巻かれ押しつぶされること。

⑨ 扱う(あつか)

「取扱説明書」を，俗に縮めてどう言うでしょう。

⑩ 宛てる(あ)

「宛」は，宛先(あてさき)のように「〜あて」の意味に使います。他に宛(あて)のつく熟語を挙げてください。

⑪ 嵐(あらし)

京都にある「嵐」のつく，桜と紅葉の名所はどこでしょう。

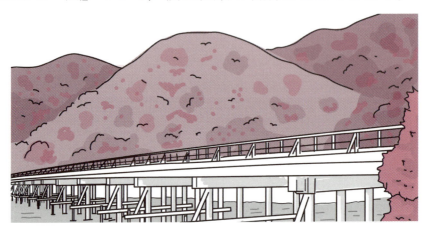

⑫ 安(アン)

西暦794年，桓武(かんむ)天皇が遷都(せんと)した平安京は，今のどこでしょう。

　ア　奈良
　イ　京都

⑬ 案(アン)

「案」は，答案，考案のように使います。では，「案山子」は何と読むでしょう。

⑭ 暗(アン)

では，「暗闇」はなんと読むでしょう。

12 漢字クロスワードパズル①

下の□の中にある漢字を，空いている□に入れてください。二度使う漢字もあります。

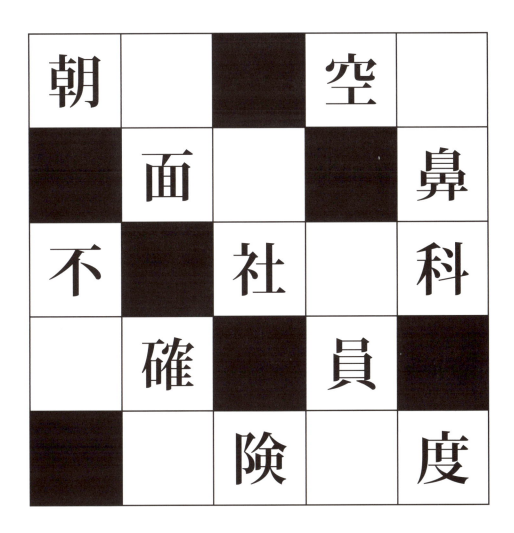

制　保　会　正　耳　顔

13 この熟語もともとどういう意味?

　日ごろ使っている熟語，どうしてそう書くのかと問われると，ハテナ？　と考え込む場合があります。
　では，ア，イから正しい答えを選んでください。

① どうして **保険** は「保険」と書くのでしょう。

　ア　もともとは健康保険からはじまったので，保健と書きました。しかし，保健体育と間違えるので，探険の険にしたのです。
　イ　険はけわしい，保は安らかにたもつという意味です。保険は，けわしいこと（困難なこと）から身を守り安らかにたもつことです。

② どうして **営業** は「営業」と書くのでしょう。

　ア　営はいとなむ，業はなりわい（生業）という意味です。営業は，なりわいをいとなむことです。
　イ　もともとは営林事業と言いました。それを縮めて営業というようになりました。

③　どうして唐辛子(とうがらし)は「唐辛子」と書くのでしょう。

　ア　唐は外国という意味です。外国から伝わった辛子というわけです。
　イ　九州の唐津が原産地で、唐津の辛子が短くなって唐辛子というようになりました。

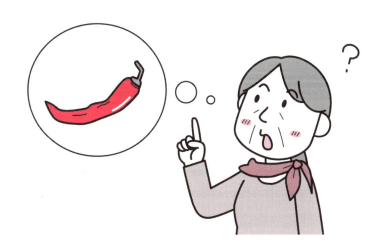

④　どうして経済は「経済」と書くのでしょう。

　ア　経済の経は時を経るという意味で、済は物事をすますことです。ここから時に従って物事が処理されていくことが経済と言われるようになりました。
　イ　経済は、経世済民を短くした言葉です。もともとは、世の中を治め、人々（民）の生活水準を平等にし、人々を救うという意味でした。

14　今日の新聞からクイズ，パズル

今日の新聞に載っていた漢字から問題を出します。考えてください。

① 新元号(しんげんごう)

では，日本最初の元号はなんだったでしょう。正しい方を選んでください。

　ア　天平(てんぴょう)
　イ　大化(たいか)

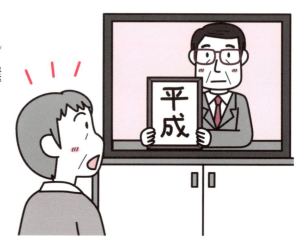

② 予算案初の100兆円

一，十，百，千，万，億，兆と数の単位が続きます。では，兆の次は？

　ア　京(けい)
　イ　大(だい)

③ 米国務長官

「米」とはアメリカのことですが，では国務長官は，日本の何に当たるでしょう。

　ア　外務大臣
　イ　国土交通大臣

④ **習近平**(しゅうきんぺい) 氏は中国のどんな役職の人でしょう。
　　ア　首相
　　イ　国家主席

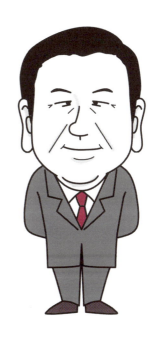

⑤ **国土強靱化**

「強靱」に振り仮名がありました。では，どう読むのでしょう。
　　ア　つよかわ
　　イ　きょうじん

⑥ **公共** という字がありました。

　ではパズル。真ん中に「公」という漢字があります。まわりに漢字を入れ，「公」が頭に付く二字熟語を作ってください。答えはいくつもあります。ただし，「公共」は除いてください。

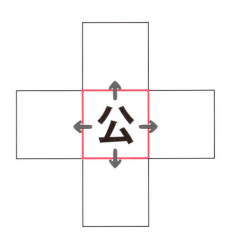

15 街で見かけた求人広告

　街を歩いていましたら,「アルバイト・パート募集」の貼り紙がありました。では,それぞれの言葉は,本当はどんな意味でしょうか。

① **募集**
　ア　募は,つのる。集は,あつめる。広く呼びかけ集めること。
　イ　募は,したう。集は,つどう。互いにしたい合い,つどうこと。

② **委細面談**（いさいめんだん）
　ア　委細は,こまかなことはおまかせ。面談は,面倒なことは話さない。条件などこまかなことは,雇用主におまかせするということ。
　イ　委細は,すみずみまで,こまかなこと。面談は面と向かって話をすること。条件などくわしくは,直接会って話をするということ。

③ **応相談**（おうそうだん）
　ア　勤務時間などについては,「相談に応じます」ということ。漢文風の言い方です。
　イ　面接で,ある事を聞かれ応募者が「オー,ソウダ」と言ったので,それから面接のことを「応相談」というようになった。

④ **履歴書**（りれきしょ）
　ア　履は草履の履で,履物のこと。歴は,歴史。その人が今まで,履いてきた履物の歴史を書いた書類ということ。
　イ　履とは,今までの人としての歩み。歴は,経てきたこと。歩んできたことが書かれた書類ということ。人として歩んできたこととは,その人の学業,仕事をいう。

16 大人気！ 漢字判じ絵②

なんと読むでしょう。

①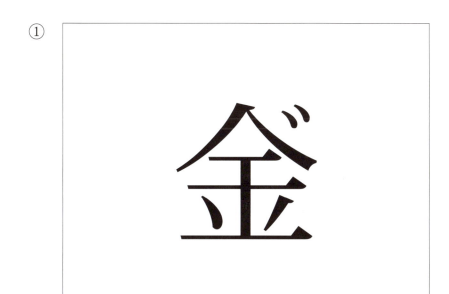

②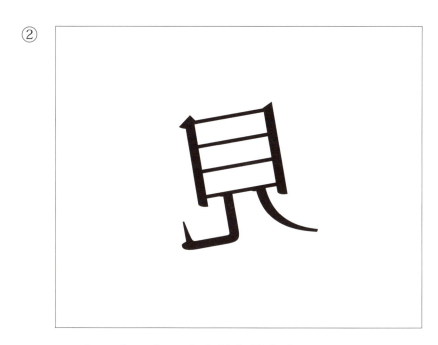

＊ヒント：まっすぐ前を見なさい！

③
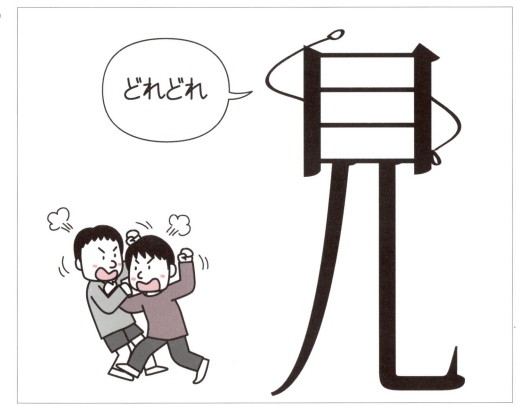

④
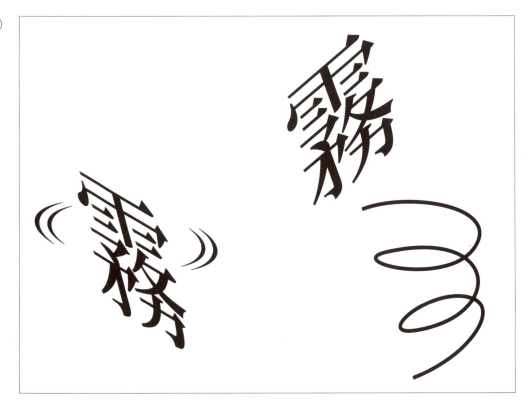

17　どちらが長い？　どちらが重い？

　この本は漢字トレーニングの本ですから，長さ，広さ，かさ，重さの単位を漢字で書いてみました。では，次の問題に答えてください。

① 長い順に並べてください。

　　ア　1粍
　　イ　1糎
　　ウ　1米

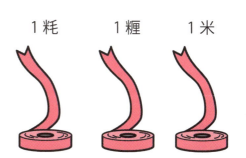

② 広い順に並べてください。

　　ア　1平米
　　イ　1陌
　　ウ　1阿

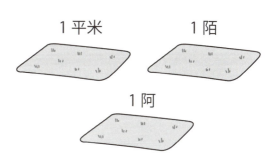

③ かさの大きい順に並べてください。

　　ア　1竕
　　イ　1立
　　ウ　1竓

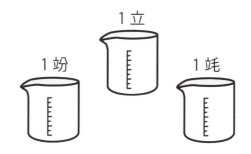

④ 重い順に並べてください。

　　ア　1屯
　　イ　1瓦
　　ウ　1瓩

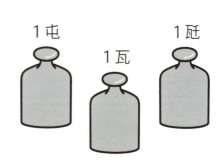

18 もう漢字だったことを忘れてしまった言葉たち

次の下線の言葉はもともと漢字です。正しい方を選んでください。

① <u>カンタン</u>〔手間がかからない〕
　ア　簡単　　　　　　イ　缶単

② <u>う</u>回路〔遠回りする道〕
　ア　鵜回路　　　　　イ　迂回路

③ <u>ケータイ</u>
　ア　形体
　イ　携帯

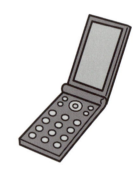

④ <u>ごみ</u>箱
　ア　芥箱　　　　　　イ　後味箱

⑤ <u>レンガ</u>の家
　ア　練牙の家　　　　イ　煉瓦の家

⑥ <u>ユーツ</u>だなあ！
　ア　優津だなあ！　　イ　憂鬱だなあ！

⑦ <u>カンパイ</u>！
　ア　乾杯！
　イ　完杯！

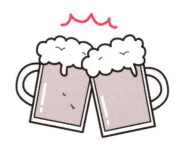

19 "ウ"の常用漢字を完全制覇(せいは)

常用漢字は全部で **2136** 字です。その内, "ウ"の漢字は全部で 10 字です。では, 10 の漢字の問題に挑戦してください。カタカナの振り仮名は音読み, ひらがなの振り仮名は訓読みです。

① ?

真ん中の □ に, あてはまる "ウ"の漢字を入れてください。

矢印の方向に読みます。

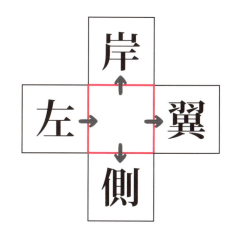

② 宇(ウ)

「宇宙」の宇です。では, もともとはどんな意味だったのでしょう。
　ア　大きな帽子のこと。
　イ　大きな屋根でおおわれた家のこと。

③ 羽(ウ)

「烏(からす)の濡(ぬ)れ羽(ば)色(いろ)」という, つやのある黒い色がありますが, 何をいうのに使うのでしょう。
　ア　美しい黒髪
　イ　美しい墨の色

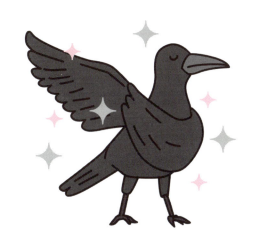

④ ?

　真ん中の □ に，あてはまる"ウ"の漢字を入れてください。

　矢印の方向に読みます。

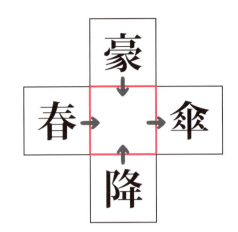

⑤ ?

　真ん中の □ に，あてはまる"ウ"の漢字を入れてください。

　矢印の方向に読みます。

＊ヒント：訓読み，口偏(くちへん)です。

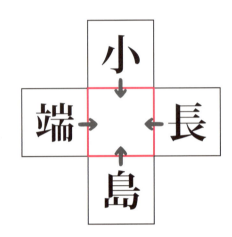

⑥ 鬱(ウツ)

「鬱金香(うっこんこう)」と書く，私たちがよく知っている草花があります。春に咲く花です。何でしょう。

　ア　スミレ

　イ　チューリップ

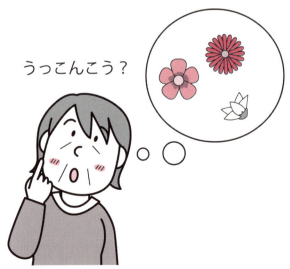

34

⑦ 畝(うね)

「うね」とは，細長く土を盛り上げ作物をつくるところです。

教養問題　万葉集に出てくる大和三山(やまとさんざん)（奈良県）の1つに「うねび山」があります。漢字でどう書くでしょう。ア，イから選んでください。

　　ア　畝傍山
　　イ　畝日山

⑧ 浦(うら)

「浦島太郎」の浦です。では，浦島太郎が行った所は。

　　ア　月宮
　　イ　竜宮城

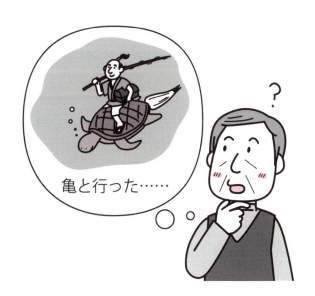

亀と行った……

⑨ ?

真ん中の □ に，あてはまる"ウ"の漢字を入れてください。

矢印の方向に読みます。

＊ヒント：部首は「シンニョウ」です。

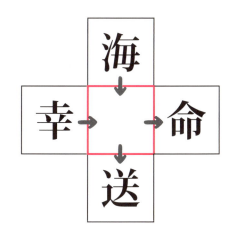

⑩ 雲(ウン)

跡形もなく，なくなってしまうことを，四字熟語でどういうでしょう。

　　ア　雲散霧消
　　イ　雲散無消

20　一挙両得パズル

真ん中の□に漢字を1字入れてください。一度に2つの二字熟語ができます。

例　祝日，日曜

① 日□店

② 特□行

③ 社□社

④ 通□号

⑤ 天□分

⑥ 電□題

21 漢字で記憶力アップ！①

表の漢字と裏の漢字は，2字違います。

では，どの漢字が違うでしょう。

まず20秒，表の漢字を見つめ，それから裏の漢字を見て，表と違う漢字を見つけてください。

兵	庫	県
新	潟	県
徳	島	県

＊ヒント：規則を見つけましょう。直感でも可。

兵	庫	県
新	潟	市
広	島	県

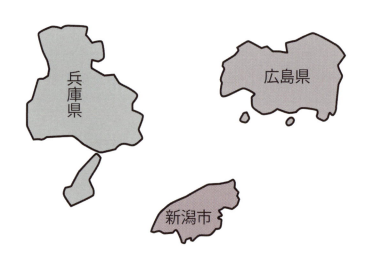

22 あなどれません！小学校1・2年生で習う漢字

小学校1・2年生で習う漢字から出題です。三字熟語の真ん中の漢字が抜けています。例にならって，□にあてはまる漢字を入れてください。

例

```
    来
一 週 間
```

① 外 □ 人 / 語

② 理 □ 室 / 学

③ 音 □ 家 / 園

④ 北 □ 道 / 水

⑤ 本 / 入 □ 門

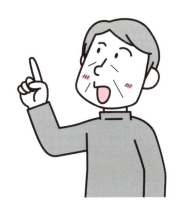

23 常用漢字，どっちがどっち？

漢字にはどっちがどっちだか，分からなくなるものがあります。正しい方を選んでください。

① みらい
　ア　末来
　イ　未来

② ついらく
　ア　堕落
　イ　墜落

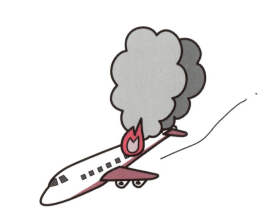

③ ひみつ
　ア　秘密
　イ　秘蜜

④ たいせいよう
　ア　太西洋
　イ　大西洋

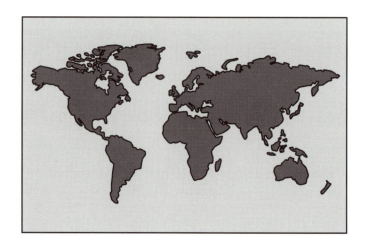

⑤ すいこう〔やりとげること〕
　ア　逐行
　イ　遂行

24 大人気！漢字判じ絵③

次の不思議な漢字はいったいどう読むのでしょうか。

①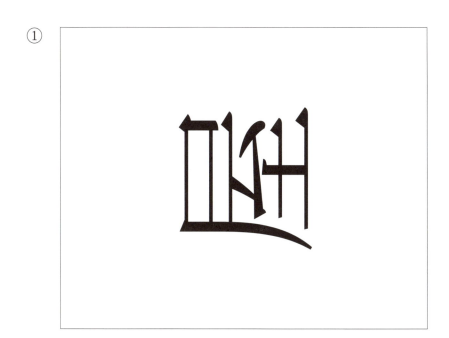

②

落

③

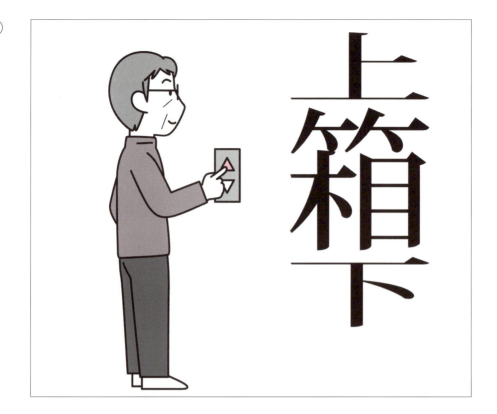

④

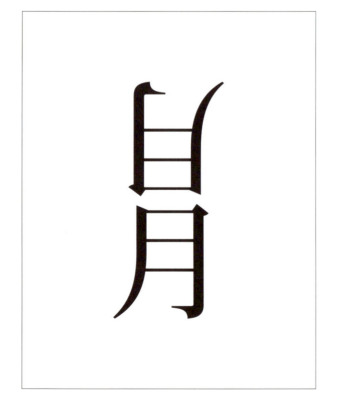

＊ヒント：鳥です。

25 漢字クロスワードパズル②

下の□の中にある漢字を，空いている□に入れてください。全部使います。

	明	金	■	一
思	■		鉛	
議		堂	■	啓
■	務	■	特	
住		不		■

所　定　不　事　上　色　筆

26 どこのお寺でしょう？

京都，奈良にはたくさんのお寺があります。では，□を漢字で埋めてください。お寺の名前が出てきます。

例：竜**安**寺／安心

① 清□寺／□泳

② 東□寺／□仏

③ □閣寺／□脈

④ □隆寺／□律

⑤ 興□寺／□引

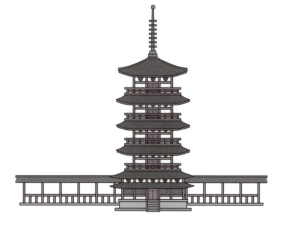

27　山，河，海，水の付く言葉

　□の中に，山，河，海，水 のうちのどれかを入れて正しい言葉にしてください。

① □ 馬　カバ

② □ 豚　イルカ

③ □ 馬　アメンボ

④ □ 月　クラゲ

⑤ □ 葵　ワサビ

⑥ □ 豚　フグ

⑦ □ 茶花　サザンカ

⑧ □ 鶏　クイナ

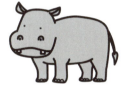

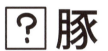

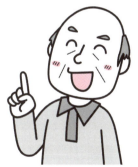

28 "ネ"の常用漢字を完全制覇（せいは）

　常用漢字は全部で **2136** 字です。その内，"ネ"の漢字は全部で7字です。では，7つの漢字の問題に挑戦してください。カタカナの振り仮名は音読み，ひらがなの振り仮名は訓読みです。

① 寧（ネイ）

　安寧，丁寧などと使います。では，「寧」はどういう意味でしょう。
　　ア　やすらか
　　イ　たのしい

② 熱（ネツ）

　熱の下にある「灬」は何を表しているのでしょう。
　　ア　水
　　イ　火

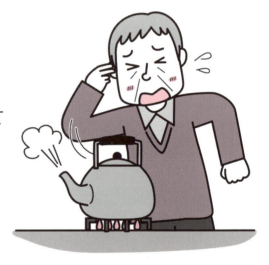

③ ?

　真ん中の □ に，あてはまる"ネ"の漢字を入れてください。
　矢印の方向に読みます。

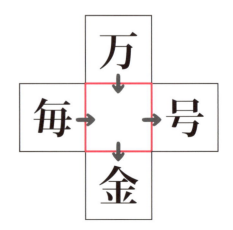

④ ?

真ん中の □ に，あてはまる "ネ" の漢字を入れてください。

矢印の方向に読みます。

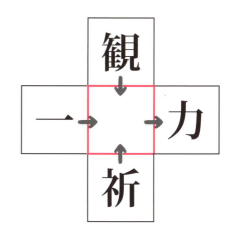

⑤ 捻(ネン)

「捻挫」はどう読むのでしょう。挫も常用漢字です。

　ア　ネンザ
　イ　ネンジ

⑥ 粘(ネン)

粘土の粘です。では，「粘る」はどう読むのでしょう。

　ア　きば（る）
　イ　ねば（る）

⑦ 燃(ネン)

「燃費」という言葉があります。何を縮めた言葉でしょう。

　ア　燃料消費率
　イ　燃焼費用率

うちの車は
ネンピがいいんだ
それはいいわね

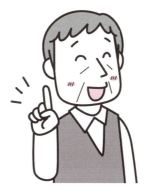
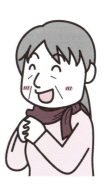

29 文字や電車はどう数えるの？

　日本語は，ものによって数え方が違います。例えば，紙は一枚，二枚と数えます。
　では，①から⑥の☐に入るものを，2つの内から選んでください。

① 文字（ぶんじ）　一☐，二☐，…
　（　文　　字　）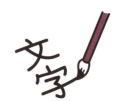

② 家　一☐，二☐，…
　（　軒（けん）　本（ほん）　）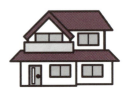

③ 真珠の重さ　一☐，二☐，…
　（　匁（もんめ）　瓦（グラム）　）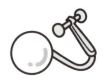

④ 電車　一☐，二☐，…
　（　両（りょう）　車（しゃ）　）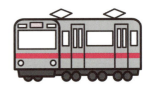

⑤ 土地　一☐，二☐，…
　（　地（ち）　筆（ひつ）　）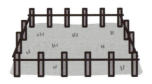

⑥ 靴（くつ）（左右合わせて）　一☐，二☐，…
　（　足（そく）　枚（まい）　）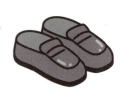

30 重箱読み、湯桶読みを楽しむ

上の漢字が音読み、下の漢字が訓読みの場合を、重箱読みといいます。
　重：音読み　　箱：訓読み

上の漢字が訓読み、下の漢字が音読みの場合を、湯桶読みといいます。
　湯：訓読み　　桶：音読み

① 次の重箱読みの熟語を読んでください。

仕事
先手
親身
金歯
定宿

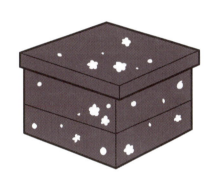

② 次の湯桶読みの熟語を読んでください。

場面
手相
鳥肉
大台
小兵

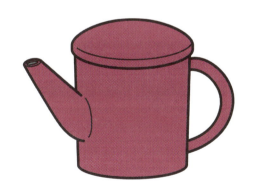

漢字には音読みと訓読みがあります。簡単に言えば、中国語から来た読み方（音読み）と日本語式の読み方（訓読み）です。

31　大人気！　漢字判じ絵④

傑作漢字判じ絵です。さあ，解いてください。

①

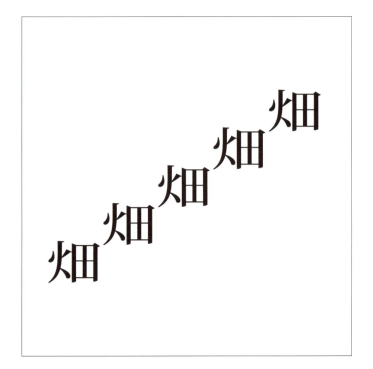

②

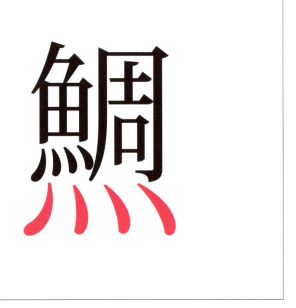

③

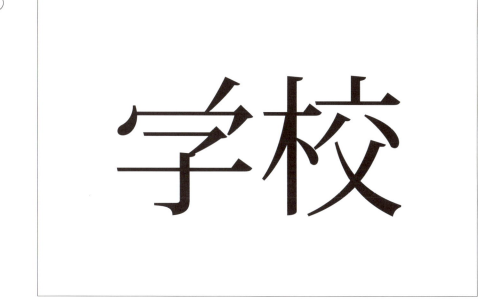

＊ヒント：鳥です。

④

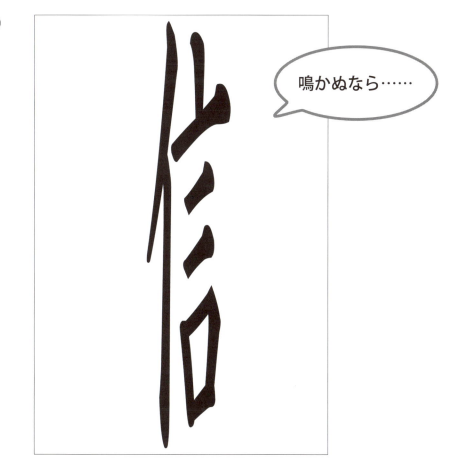

32 隠れている言葉を見つけよう

9つの漢字の中にみなさんがよく知っているお話が一つ隠れています。探してください。

①

山	一	法
大	和	田
寸	原	師

②

虎	蟹	戦
猿	犬	鳥
魚	蚊	合

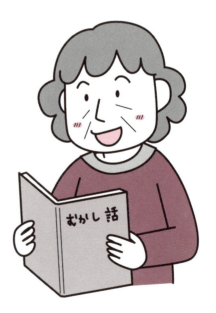

33　漢字で記憶力アップ！②

　表の漢字と裏の漢字は，2字違います。

　では，どの漢字が違うでしょう。

　まず20秒，表の漢字を見つめ，それから裏の漢字を見て，表と違う漢字を見つけてください。

晴	曇	雨
雪	雷	風
雲	霧	虹

＊ヒント：規則を見つけましょう。直感でも可。

晴	曇	馬
雪	雷	風
猫	霧	虹

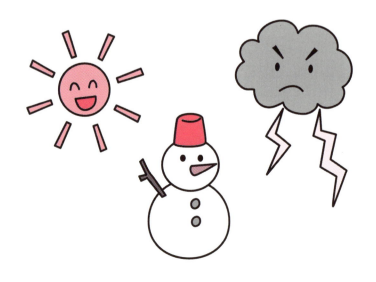

34 定番二字熟語漢字パズル 小学校で習う漢字編

真ん中の□に漢字を1字入れてください。外に向かって読むと、一度に3〜4つの二字熟語ができます。すべて小学校で習う漢字を使ったパズルです。

例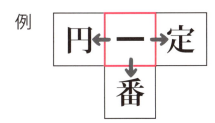

① 音□分／額

② 式□字／学

③ 電□庭／族

④ 蔵／砂□俵／産

⑤ 春／冬□夏／秋

35 振り仮名を漢字にしよう

空いている □ に漢字を入れて，振り仮名が振ってある熟語を完成させてください。

①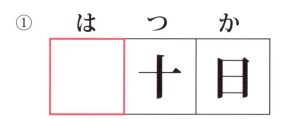

②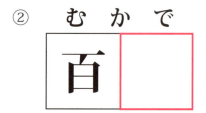

③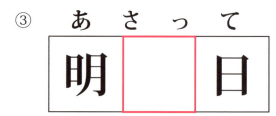

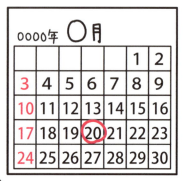

④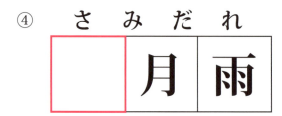

⑤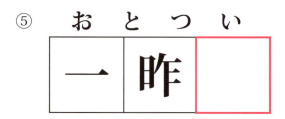

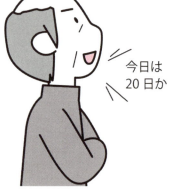

今日は20日か

36 漢字言葉をカタカナ言葉に変換しよう

漢字言葉（漢語）をカタカナ言葉（カタカナ語）にしてください。ア，イから正しい方を選んでください。

① **線路**
ア　ライン
イ　レール

② **麦酒**
ア　ビール
イ　ハイボール

③ **投手**
ア　キャッチャー
イ　ピッチャー

④ **注文**
ア　オーダー
イ　ラスト

⑤ **昇降機**
ア　エスカレーター
イ　エレベーター

⑥ **晩餐**（ばんさん）
ア　ディナー
イ　ランチ

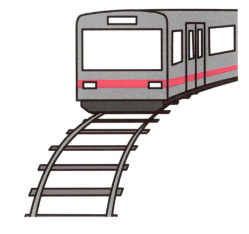
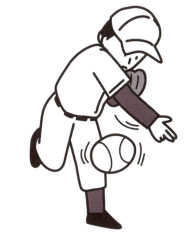
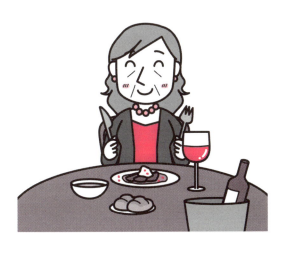

37 カタカナ言葉を漢字言葉に変換しよう

カタカナ言葉（カタカナ語）を漢字言葉（漢語）にしてください。よく見かけるものばかりです。ア，イから正しい方を選んでください。

① **トンネル**
　　ア　隧道（ずいどう）
　　イ　地下道

② **チケット**
　　ア　切符
　　イ　葉書

③ **マイナンバー**
　　ア　国民総番号制度
　　イ　社会保障・税番号制度

④ **パスポート**
　　ア　旅証
　　イ　旅券

⑤ **ゲット**
　　ア　獲得
　　イ　唐揚

⑥ **コンピューター**
　　ア　電気計算機
　　イ　電子計算機

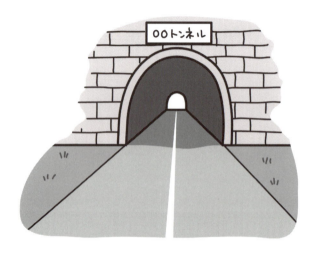
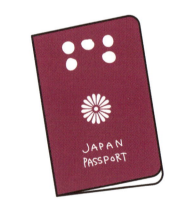
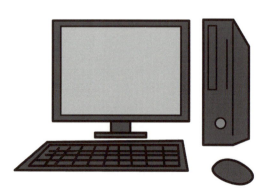

解　答

1　漫画漢字クイズ（p.5）
①朝　　②巣　　③問　　④困

2　望遠鏡で覗（のぞ）いたら？（p.7）
①鹿　　②危　　③卵　　④祝

3　正しいのはどっち？　動物編（p.8）
①イ　　②ア　　③ア　　④イ

4　正しいのはどっち？　植物編（p.10）
①イ　　②ア　　③イ　　④ア

5　仲間でない漢字は？（p.12）
①期　※期だけ，日でなく月がある。　②丸　※丸だけ，四角がない。
③梅　※梅だけ，動物が漢字にない。　④四　※四だけ，意味する数と同じだけの横棒がない。

6　三字熟語パズル　小学校1・2・3年生編（p.13）
① 市**役**所　② 百**円**玉　③ **教**科書
④ **入**学式　⑤ 図**書**館　⑥ 深**海**魚

7　誤字訂正大作戦（p.14）
①官→**宮**　②板→**坂**　③拾→**捨**　④札→**礼**　⑤緑→**縁**　⑥態→**熊**

8　大人気！　漢字判（はん）じ絵（え）①（p.15）
①林檎（りんご）　※林5。　②蜜柑（みかん）　※3柑。　③無花果（いちじく）　※一字9。
④サクランボ

9　面白漢字クイズ　漢字多すぎ!?（p.17）
①三寒四温　　②千客万来　　③五十歩百歩　　④百聞は一見にしかず

10　どこの県でしょう？（p.19）

①高知県　②宮崎県　③福井県　④長野県　⑤山口県

11　"ア"の常用漢字を完全制覇（p.20）

①イ　②ア　③ア　※挨も挨と同じ意味です。　④愛　⑤イ　※曖も昧も「暗い」という意味です。　⑥悪　※常用漢字表の読みは，「アク」「オ」「わる（い）」。　⑦イ　※常用漢字表の読みは，「アク」「にぎ（る）」。　⑧ア　⑨トリセツ，取説　⑩宛名など　⑪嵐山　⑫イ　※今の京都です。奈良は平城京です。　⑬かかし　⑭くらやみ　※暗の常用漢字表の読みは，「アン」「くら（い）」。

12　漢字クロスワードパズル①（p.23）

朝	顔	■	空	耳
■	面	会	■	鼻
不	■	社	会	科
正	確	■	員	■
■	保	険	制	度

13　この熟語もともとどういう意味？（p.24）

①イ　②ア　③ア　※戦国時代に伝来。原産地は南米。　④イ

14　今日の新聞からクイズ，パズル（p.26）

①イ　②ア　③ア　④イ　⑤イ　⑥解答例

```
        表
        ↑
   害 ← 公 → 約
        ↓
        衆
```

15　街で見かけた求人広告（p.28）

①ア　②イ　③ア　④イ

16　大人気！　漢字判じ絵②（p.29）

①銀　※「きん」に「゛（濁点）」が付いている。　②よそみ（わきみ）　③高みの見物　④きりきり舞い

17　どちらが長い？　どちらが重い？（p.31）

①ウ（1 米 ＝ 1m ＝ 100cm）　イ（1 糎 ＝ 1cm ＝ 10mm）　ア

解 答

（1 粍(ミリメートル) ＝ 1mm）
②イ（1 陌(ヘクタール) ＝ 1ha ＝ 10000㎡） ウ（1 阿(アール)＝ 1a ＝ 100㎡） ア（1 平米(へいべい)＝ 1㎡） ※陌，阿は他の字もあります。
③イ（1 立(リットル) ＝ 1L ＝ 1000mL） ア（1 竕(デシリットル) ＝ 1dL ＝ 100mL） ウ（1 竓(ミリリットル) ＝ 1mL）
④ア（1 瓲(トン)＝ 1 t ＝ 1000kg） ウ（1 瓩(キログラム) ＝ 1kg ＝ 1000g） イ（1 瓦(グラム) ＝ 1g）

18　もう漢字だったことを忘れてしまった言葉たち （p.32）

①ア　②イ　③イ　④ア　⑤イ　⑥イ　⑦ア

19　"ウ"の常用漢字を完全制覇(せいは) （p.33）

①右　※常用漢字表の読みは，「ウ」「ユウ」「みぎ」。　②イ
③ア　※常用漢字表の読みは，「ウ」「は」「はね」。　④雨　※常用漢字表の読みは，「ウ」「あめ」「あま」。　⑤唄(うた)　⑥イ　⑦ア　※香具山(かぐやま)，畝傍山(うねびやま)，耳成山(みみなしやま)を大和三山(やまとさんざん)といいます。　⑧イ　⑨運　※常用漢字表の読みは，「ウン」「はこ（ぶ）」。　⑩ア　※常用漢字表の読みは，「ウン」「くも」。

20　一挙両得パズル （p.36）

①本　②急　③会，寺　④信　⑤気　⑥話

21　漢字で記憶力アップ！① （p.37）

兵	庫	県
新	潟	市
広	島	県

22　あなどれません！ 小学校1・2年生で習う漢字 （p.39）

①国　②科　③楽　④海　⑤場

23　常用漢字，どっちがどっち？ （p.40）

①イ　②イ　※アは「だらく」。　③ア　※イの蜜は，蜂蜜の「蜜」。
④イ　※太平洋，大西洋です。　⑤イ　※アの逐は「追う」という意

61

味。「ちく」と読みます。

24 大人気！ 漢字判じ絵③（p.41）
①屋根　※屋寝(る)。　②駆け落ち　※「落」の字の一部が欠けている。　③エレベーター　④キツツキ

25 漢字クロスワードパズル②（p.43）

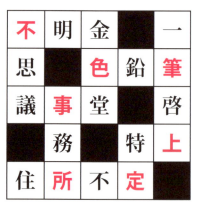

26 どこのお寺でしょう？（p.44）
①清**水**寺　②東**大**寺　③**金**閣寺　④**法**隆寺　⑤興**福**寺

27 山，河，海，水の付く言葉（p.45）
①河　②海　③水　④海　※「水母」とも書く。　⑤山
⑥河　⑦山　⑧水

28 "ネ"の常用漢字を完全制覇（p.46）
①ア　②イ　※常用漢字表の読みは，「ネツ」「あつ（い）」。　③年　※常用漢字表の読みは，「ネン」「とし」。　④念　※常用漢字表の読みは，「ネン」。　⑤ア　※捻は，ひねる。挫は，くじく。　⑥イ
⑦ア　※常用漢字表の読みは，「ネン」「も（える）」「も（やす）」「も（す）」。

29 文字や電車はどう数えるの？（p.48）
①字　②軒　③匁　④両　⑤筆　※「いっぴつ，にひつ」となる。「ひとふで，ふたふで」とも言う。　⑥足

30 重箱読み，湯桶読みを楽しむ（p.49）
①（上から）しごと，せんて，しんみ，きんば，じょうやど

解　答

②（上から）ばめん，てそう，とりにく，おおだい，こひょう

31　大人気！　漢字判じ絵④（p.50）

①段々畑　　②鯛焼き　※「灬」は火を表す。　　③カッコウ　※「学校（がっこう）」から「゛」をとる。　　④信長

32　隠れている言葉を見つけよう（p.52）

①一寸法師　　②猿蟹合戦

33　漢字で記憶力アップ！②（p.53）

晴	曇	馬
雪	雷	風
猫	霧	虹

34　定番二字熟語漢字パズル　小学校で習う漢字編（p.55）

①半　　②数　　③家　　④土　　⑤立

35　振り仮名を漢字にしよう（p.56）

①**二**十日　　②百**足**　　③明**後**日　　④**五**月雨　　⑤一昨**日**

36　漢字言葉をカタカナ言葉に変換しよう（p.57）

①イ　　②ア　　③イ　　④ア　　⑤イ　　⑥ア

37　カタカナ言葉を漢字言葉に変換しよう（p.58）

①ア　　②ア　　③イ　　④イ　　⑤ア　　⑥イ

編者紹介

脳トレーニング研究会

　知的好奇心を満たし，知的教養を高めるクイズ，脳トレーニング効果のある楽しいクイズを日夜，研究・開発している研究会。著書に，『バラエティクイズ＆ぬり絵で脳トレーニング』『シニアのための記憶力遊び＆とんち・言葉クイズ』『シニアのための記憶力遊び＆脳トレクイズ』『シニアのための笑ってできる生活力向上クイズ＆脳トレ遊び』『シニアの脳を鍛える教養アップクイズ＆記憶力向上遊び』『シニアが毎日楽しくできる週間脳トレ遊び－癒しのマンダラ付き－』『シニアの面白脳トレーニング222』『コピーして使えるシニアの漢字で脳トレーニング』『コピーして使えるシニアの脳トレーニング遊び』『クイズで覚える日本の二十四節気＆七十二候』『孫子の兵法で脳トレーニング』『コピーして使えるシニアの漢字トレーニングクイズ』『コピーして使えるシニアの漢字なぞなぞ＆クイズ』がある。

［お問い合わせ］
黎明書房（☎ 052-962-3045）まで

コピーして使えるシニアの漢字楽楽トレーニング

2019年4月25日　初版発行	編　者	脳トレーニング研究会
	発行者	武　馬　久仁裕
	印　刷	株式会社太洋社
	製　本	株式会社太洋社

発　行　所　　株式会社　黎　明　書　房

〒460-0002　名古屋市中区丸の内3-6-27　EBSビル　☎ 052-962-3045
　　　　　　　FAX 052-951-9065　振替・00880-1-59001
〒101-0047　東京連絡所・千代田区内神田1-4-9　松苗ビル4階
　　　　　　　☎ 03-3268-3470

落丁本・乱丁本はお取替します。　　　ISBN978-4-654-05993-5

© REIMEI SHOBO CO., LTD. 2019, Printed in Japan

コピーして使えるシニアの漢字トレーニングクイズ

脳トレーニング研究会編　　B5・64頁　1650円

シニアの漢字トレーニング①　身近な漢字を使って楽しく脳トレーニング！　毎日使う常用漢字2136字から選りすぐった漢字を中心に，クイズ，パズル，ゲームなど様々なトレーニングを満載。2色刷。

コピーして使えるシニアの漢字なぞなぞ＆クイズ

脳トレーニング研究会編　　B5・64頁　1650円

シニアの漢字トレーニング②　「隠れている漢字はなんでしょう」「人気！　漢字判じ絵」「漢字で記憶力アップ！」等のなぞなぞ＆クイズと漢字クロスワードパズルで頭のトレーニング！　2色刷。

本書のワンステップ上を楽しみたい方の漢字脳トレ本！

クイズで覚える難読漢字＆漢字を楽しむ一筆メール

脳トレーニング研究会編　　B5・64頁　1500円

里斯本，甥はどう読む？　「骸骨を乞う」ってなんのこと？　水府はどこのこと？　難読漢字や故事成語などに親しみ，語彙力アップ！　漢字を駆使して近況を伝える愉快な一筆メール例文付き。

クイズで覚える日本の二十四節気＆七十二候

脳トレーニング研究会編　　B5・67頁　1500円

啓蟄，清明，芒種，小暑……とは？　日本の細やかな季節の変化を表わす「二十四節気」「七十二候」を，クイズを通して楽しみながら覚えられる1冊。関連する和歌や俳句を分かりやすい解説付で収録。

俳句の不思議，楽しさ，面白さ
― そのレトリック ―

武馬久仁裕著　　四六・179頁　1700円

「なぜ，俳句は，ネットのような横書きで鑑賞してはいけないのか？」「なぜ，碧梧桐の『赤い椿白い椿と落ちにけり』は『赤い椿』が先に来るのか？」など，俳句の不思議を次から次へと解き明かします。

シニアが毎日楽しくできる週間脳トレ遊び
― 癒やしのマンダラ付き ―

脳トレーニング研究会編　　B5・67頁　1500円

シニアの脳トレーニング⑥　「曜日計算クイズ」など，1日1問の多種多様な脳トレで，1年間毎日楽しく脳を鍛えられます。記憶力や生活力，発想力や教養の向上に。「癒やしのマンダラ遊び」も収録。

シニアの面白脳トレーニング222

脳トレーニング研究会編　　B5・65頁　1500円

シニアの脳トレーニング⑦　「簡単な難しい漢字」「今日も記念日」「宝物の巻物を解読しよう」「円周率を覚えよう」等，1冊で記憶力や推理力，ひらめき力・教養・感性等の能力を鍛えることができる。

コピーして使えるシニアの漢字で脳トレーニング

脳トレーニング研究会編　　B5・68頁　1500円

シニアの脳トレーニング⑧　シニアが脳を効果的に鍛えられるように，漢字をテーマにしたクイズ，遊び，なぞなぞ，占い，記憶力トレーニングなど，漢字で思う存分脳トレが楽しめる。

コピーして使えるシニアの脳トレーニング遊び

脳トレーニング研究会編　　B5・66頁　1700円

シニアの脳トレーニング⑨　とっさの判断力をつちかう「電気をつけよう」，計算力を高める「スーパーの大売出し」など，毎日飽きずにできる楽しいクイズやパズル，遊びを数多く収録。カラー頁8頁。

表示価格は本体価格です。別途消費税がかかります。

■ホームページでは，新刊案内など，小社刊行物の詳細な情報を提供しております。「総合目録」もダウンロードできます。
http://www.reimei-shobo.com/

俳句で楽しく脳トレしませんか。
黎明俳壇への投句のお誘い

シニアの皆さん。葉書でネットで気軽に投句してください。投句料は無料です。

1. **投句**：投句は1回につき2句まで。下記の住所に葉書もしくは，メールにて小社内の黎明俳壇係にお送りください。投句料は無料です。
   〒460-0002　名古屋市中区丸の内3-6-27　EBSビル　黎明書房　黎明俳壇係
   E-mail：mito-0310@reimei-shobo.com　Tel：052-953-7333
   未発表作品に限ります。二重投句はご遠慮ください。選者が添削する場合がございます。投句の際は，ご住所・お名前（ふりがな）・電話番号を明記してください。詳しくは小社ホームページをご覧いただくか，係までお問い合わせください。小社ホームページは「黎明書房」で検索できます。

2. **選句発表**：特選，秀逸，佳作の作品を，隔月に小社ホームページ上に発表します。また，年2回（2月，8月を予定）発行の冊子『黎明俳壇』（オールカラー）に掲載させていただきます。特選，秀逸，佳作の作品掲載の冊子『黎明俳壇』は，特選，秀逸の方には送らせていただきます。冊子『黎明俳壇』（既刊1～4号）は，定価500円（送料込）です。ご注文は直接小社へ。代金は切手可。

3. **お願い**：掲載されました特選，秀逸，佳作の作品は，小社刊行物に使わせていただくことがあります。

4. **選者**：武馬久仁裕（黎明書房社長，俳人）

※詳しくは小社ホームページをご覧ください。

冊子『黎明俳壇』第1～4号好評発売中！

＜第4号の目次より＞　今号の俳句〈冬・春〉／第10回～第12回黎明俳壇入選作発表／名句穴埋めクイズ／ワンポイント添削講座／投稿者の私の一句／エッセイ：ニューヨークの歓迎句会／スポット『おくの細道』③那谷寺／俳句クロスワードパズル／句碑めぐりを楽しもう！　遠くの句碑・近くの句碑③松山／俳句名句カード①／わかったようで，わからない俳句②蛙は何匹？

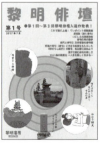
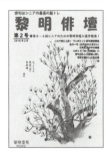
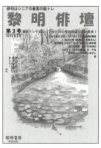
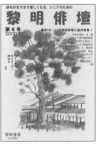